Pour les Médecins

COMMENTAIRES PROFESSIONNELS

SUR

QUELQUES LOCUTIONS LATINES

PAR

LE Dr GRELLETY

Médecin consultant à Vichy,
Ancien secrétaire des Sociétés de Thérapeutique et d'Hydrologie,
Lauréat de l'Académie (médaille d'argent des eaux minérales),
Membre du Concours médical, de la Société française d'hygiène,
Correspondant des Sociétés médicales d'Angers, Bordeaux,
Caen, Le Mans, Lille, Lyon, Marseille, Nice,
La Rochelle, Reims, Toulouse,
Tours et Varsovie.

MACON
PROTAT FRÈRES, IMPRIMEURS

1904

PRINCIPALES PUBLICATIONS DU MÊME AUTEUR

1873. De l'hématurie dite essentielle. In-8 de 40 pages.
1874. Vichy médical. Guide des malades à Vichy. In-12 de 360 pages.
1876. De l'hygiène et du régime des malades. In-18 de 80 pages. — 2e édit. en 1884. — 3e édit., in-12 de 134 pages en 1888.
1877. Influence de l'abus du tabac sur le tube digestif. (*Médaille.*)
1878. Contribution à la thérapeutique de quelques dermatoses de nature arthritique. In-8 de 48 pages. G. Baillière.
Bibliographie de Vichy, suivie d'une notice sur les eaux et le traitement du diabète. In-8 de 70 pages. *Couronné par l'Académie.*
1879. Du climat de Nice et des maladies traitées dans cette ville, particulièrement de la phtisie. In-8 de 20 pages.
Des divers traitements de la fièvre typhoïde. *Couronné au Concours par la Société médicale de Tours.*
1880. Une cure thermale aux eaux de Vichy pendant le XVIIe siècle. *Revue scientifique*, no du 27 mars.
Le mariage, ses charmes et ses devoirs. Ed. elzévir sur papier de Hollande, in-12 de 150 pages. Imp. Protat. *Médaille d'honneur de la Société d'encouragement au bien.* — 2e édit. en 1891. In-12 de 245 pages.
Des principales complications du diabète. In-8, Lyon.
Analyse et compte rendu des 17 thèses d'agrégation en médecine soutenues en mars 1880. G. Masson, in-8 de 130 pages.
1881. Notice sur les eaux de Vichy et réfutation de la prétendue cachexie alcaline. In-8 de 74 pages, traduit en plusieurs langues.
Des précautions hygiéniques à prendre contre la fièvre typhoïde. In-8 de 24 pages, publié par la *Société française d'hygiène.*
Traité élémentaire de la fièvre typhoïde. 1 vol. de 420 pages.
1884. Traitement du psoriasis par la traumaticine chrysophanique.
Pour tuer le temps. Livre d'heures... perdues. In-8 de 300 pages.
1885. De la lithiase biliaire et de la pseudo-gravelle hépatique. (J. de méd. de Bordeaux, 27 septembre.)
1886. Vichy et ses eaux minérales, 4e éd., in-12 de 530 pages. A. Delahaye et Lecrosnier.
1887. Des accidents cutanés produits par le bromure de potassium. De la syphilis conceptionnelle (2 brochures de 20 pages chacune).
1888. Inconvénients du silence imposé dans les pensions pendant les repas. In-8 de 15 pages.
De l'influence de la menstruation et des états pathologiques de l'utérus sur les maladies cutanées. In-12 de 35 pages.
1889. Indications de la cure de Vichy. In-18 de 46 pages.
1890. Contribution à l'étude des gros calculs biliaires.
1891. Pour les médecins. — Causeries, in-12 de 300 pages.
Guide dans les maladies du foie. In-18 de 120 pages.
1892. Direction de la *Revue thermale et balnéaire*, nombreux articles dans le *Concours médical*, le *Journal de Paris*, la *Gazette de gynécologie*, etc.
1893. Hygiène et régime des malades à Vichy, 4e édit., in-18 de 200 pages.
La cure de Vichy. Du moment le plus propice pour y suivre un traitement. In-12 de 20 pages.
1894. Questions professionnelles (in-12 de 300 p. *Société d'éditions scientifiques*)
1895. Trois brochures : Aimons-nous, Aidons-nous. — L'heure du lever dans les pensionnats. — De l'importance sociale des villes d'eaux.
Feuilletons du *Concours médical.*
1896. De l'abus de l'alcool dans le diabète.
1897. Encombrement et dépréciation de la profession médicale. In-12 de 42 p.
De quelques progrès à réaliser dans l'hygiène des pensionnats. In-18 de 95 pages.
1898. Boutades et revendications. Troisième série de causeries pour les médecins. In-12 de 320 pages.
1900. Guerre aux microbes. In-12 de 30 pages.
L'héroïsme médical. In-12 de 22 pages.
1901. Impressions médicales. In-12 de 280 p.
1902. Pour bien se porter et vivre longtemps. In-8 de 40 p.
1903. Pour les vieux médecins. In-12 de 20 pages.
1904. Pensées réconfortantes. In-12, 24 p.

MACON, PROTAT FRÈRES, IMPRIMEURS.

HOMMAGE DE L'AUTEUR.

LOCUTIONS LATINES

(COMMENTAIRES)

J'ignore si Horace et Virgile continuent à faire les délices, ou à charmer les loisirs des curés de campagne, des notaires honoraires et des anciens magistrats, personnages pondérés, qui eurent, de tout temps, la réputation d'avoir une prédilection pour les Humanités.

Ce que je sais mieux, c'est qu'un certain nombre de médecins ont gardé fortement l'empreinte de leur culture littéraire et ne dédaignent pas de feuilleter les vieux auteurs. Récemment encore, dans le tête-à-tête forcé d'un voyage, un universitaire un peu pédant plaisantait un de nos confrères sur l'indifférence des médecins à l'égard du latin : Vous n'avez ni le goût, ni le temps de vous en occuper, lui disait-il prétentieusement... Aussitôt, le brave docteur P... (dans un pan de vieux mur se cache souvent un joyeux nid), sortit de sa poche la plaquette de Cicéron sur le devoir, sujet qui lui était pourtant familier, après une carrière profondément honorable de soixante-dix printemps.

Je n'ai pas besoin d'ajouter que le cuistre fut un peu interloqué et s'empressa de parler d'autre chose.

Je conçois que les jeunes gens n'aient qu'un goût modéré pour les langues mortes, comme pour les *fayots* bi et tri-hebdomadaires, dont on abuse dans les Universités; mais plus tard, à l'époque de la maturité de l'esprit, on n'hésite pas à regarder en arrière et on se met volontiers à adorer les dieux, qu'on aurait eu plaisir à brûler, vingt ans auparavant. — C'est ce qui m'a décidé à compulser quelques textes et à y ajouter des commentaires.

Voici une première réflexion, que je trouve au début des *Bucoliques* : « *Non equidem invideo; miror magis.* » Ne trouvez-vous pas qu'elle devrait servir de règle de conduite à tous les médecins, dans leurs rapports avec leurs voisins? — Comme la vie confraternelle serait immédiatement simplifiée et rendue attrayante, si, au lieu de chercher à s'amoindrir, on devenait indulgent, prompt à voir les choses sous leurs beaux côtés. — Ce serait l'âge d'or, n'en doutez pas, pour la corporation, si chacun, au lieu de colporter patiemment des méchancetés, de faire preuve d'intransigeante rudesse, de la pire intolérance, s'efforçait d'être équitable ou simplement indifférent.

Il y a des gens qui calomnient, avec l'arrière-pensée de nuire, même quand ils n'en retirent ni plaisir ni profit; ils auraient, au contraire, satisfaction et bénéfice à renoncer au rictus mauvais de leur bouche, conséquence de leur mesquine cérébralité, pour ne laisser errer sur leurs lèvres qu'un sourire bienveillant, pour s'exercer à cette indulgence du regard, indulgence câline des esprits irréprochables, qui séduit et encourage !

C'est si bon de pouvoir admirer, de n'avoir qu'à louer, et c'est une félicité qu'on peut s'offrir encore fréquemment, en y mettant un peu de complaisance, en étant philosophiquement pitoyable, sans rien d'amer ni d'acerbe.

« Admirez, cela suffit, écrit M. Roussel-Despierres (*L'idéal esthétique*, page 104). L'admiration contient l'amour ; elle est un sentiment plus raffiné peut-être que l'amour et d'un degré plus élevé. Sans doute aussi, étant plus haute, elle nous fait plus intelligents et meilleurs, et capables de mieux aimer. Mais l'admiration est un sentiment peu actif, et la moralité libre exige une volonté passionnée et agissante.

Faites-vous aimer ! proposerons-nous. Voilà un principe de conduite d'une netteté absolue, et sans doute aussi très sûr. Pour être aimés, ne faut-il pas que nous soyons excellents, que nous réunissions en nous les vertus sociales et les vertus privées ? Serons-nous aimés, si nous ne sommes généreux, loyaux, indulgents, secourables, respectueux de la personnalité d'autrui, libéraux, purs de grandes fautes et purs de vices ? Une pareille formule contient évidemment toute la morale, puisqu'elle implique une sociabilité parfaite. »

Le médecin doit travailler au désarmement des colères, éviter les questions qui divisent pour ne s'attacher qu'à celles qui rapprochent, être un messager de paix, donner l'exemple de la modération et de la justice.

Avec de la douceur d'âme et de la bienveillance, avec l'apaisement réciproque des esprits, l'insécurité des relations, l'infélicité actuelle de certains concurrents acharnés à la lutte changeraient du tout au tout, et on pourrait se reprendre à espérer.

*
* *

Il y aurait lieu de se souvenir aussi de la prudente et nestorienne recommandation : « *Timeo Danaos et dona ferentes* ». Les Grecs sont aujourd'hui représentés par les associations à étiquette philanthropique de tout ordre, qui n'exercent leurs libéralités qu'au détriment du médecin. — On fait luire aux nouveaux venus l'appât d'un fixe et les imprudents sont vite pris à cette grossière amorce. C'est comme la perspective d'un ruban ou de la plupart des faveurs officielles, avec lesquelles les jeunes gens se laissent hypnotiser. C'est une duperie surannée. Pratiquez le renoncement, sacrifiez-vous, soit, pour les miséreux et les pauvres diables de tout acabit; mais l'État, mais les municipalités et toutes les corporations qui disposent d'un capital, peuvent et doivent payer autrement qu'en monnaie de singe ou en hochets disqualifiés.

Au Concours médical, nous ne cessons de répéter qu'en

face des exploiteurs, des compagnies d'assurances, des sociétés de secours mutuels, et même des compagnies de pompiers, les médecins doivent rester dans le terre à terre de la lutte quotidienne, où l'union dans la défensive doit tout primer et diriger.

*
* *

Voici un autre avertissement qui n'est pas à dédaigner : « *Fugit irreparabile tempus* ! » En gaspille-t-on pourtant de ces précieuses minutes, qui s'égrènent si rapidement, pour ne plus revenir, non seulement en province, où la journée est vraiment de vingt-quatre heures, mais encore sur les bords de la Seine, dans cette bousculade de la vie parisienne, où le tour du cadran est si vite fait.

Quelle fuite rapide; on devrait pouvoir barricader et fermer toutes les issues; mais on ne s'aperçoit de sa prodigalité, de son incurie, que lorsqu'on n'a plus de cheveux sur la tête, pour se les arracher avec désespoir. Trop de médecins sacrifient une partie de leur vie à des futilités, à des niaiseries, au cercle ou au caboulot, à des parties de cartes et à des beuveries interminables, à des discussions puériles et même aux puants tripotages de la politique !

Comme si des soucis plus nobles et une tâche plus relevée ne devaient pas accaparer tous leurs instants, comme si la solution pressante d'une foule de problèmes scientifiques et sociaux ne s'imposait pas à leurs méditations.

Il y a de la besogne pour toutes les bonnes volontés, et nous sommes bien loin encore d'avoir découvert le remède du paupérisme et de toutes les plaies physiques ou morales, dont nous souffrons. S'en occuper en donnant l'exemple d'une activité salutaire, c'est constater une fois de plus que le travail est une joie et non un châtiment.

*
* *

Je ne ferai allusion au fameux « *nunc est bibendum* », que pour dire qu'il n'est plus de mode de boire, ni de rechercher n'importe quelle ivresse. Même dans le peuple on ne juge plus de la valeur d'un candidat, d'après le nombre de bocks qu'il peut ingurgiter. On ne saurait trop se tenir en garde contre ce démon perfide et menteur de l'alcoolisme qui fait payer si cher, par une si terrible décadence, les prétendues séductions de sa fausse énergie et de sa passagère surexcitation.

Et cependant, malgré tout ce qui a été dit et écrit, malgré les conférences et les brochures, il y a des médecins qui continuent à donner le mauvais exemple, à boire chez eux et en public, même en compagnie subalterne et peu avouable.

Du reste, sur cette pente, il faut s'attendre à tout, et on ne tarde pas à se détourner avec dégoût du malheureux qui ne garde plus ni tenue, ni dignité : C'est la ruine et la honte, à brève échéance. — Des médecins d'abord bien posés perdent brusquement leur clientèle, dès qu'on s'est aperçu de leur manque de sobriété et on n'ose plus les consulter, même lorsqu'ils sont à jeun.

Qu'en penserait Molière, s'il pouvait les fustiger ?

Il y a d'autres moyens de s'étourdir, lorsqu'on a besoin d'oublier et qu'on recherche un opium bienfaisant, propre à atténuer le morne découragement des désespérés !

On commence à ingurgiter quantité de bocks, au quartier latin, on se passe les consommations pendant des heures, plus tard il faut arroser le gosier insatiable de ses camarades, durant le service militaire ; ensuite, au début de sa carrière, on accepte de trinquer avec les clients, pour se rafraîchir durant l'été, pour se donner du cœur, durant l'hiver, et, peu à peu, par une gradation insensible, on contracte des habitudes auxquelles on ne peut plus renoncer, jusqu'au jour où de graves complications gastro-hépatiques, cérébrales ou rénales, viennent mettre un terme à cette intempérance.

Je n'admets l'ivrognerie qu'aux eaux ; celle-là n'est pas défendue, puisqu'elle est même salutaire. Quant aux crûs les plus réputés, je vous concède un petit extra, à certains anniversaires ou en l'honneur de la bonne confraternité ; je vous accorde un doigt de ce Bordeaux parfumé, mais pas quatre, mais pas la main tout entière.

*
* *

In medio stat virtus. — Il ne saurait être inopportun de parler de mesure, de pondération, alors que nos contemporains ont une tendance si marquée à tout exagérer, à se complaire dans l'outrance, dans les opinions extrêmes, exclusives, dans le sectarisme et l'intolérance. — Ce sont des maladies morales, dont nous devons chercher à nous garantir.

C'est surtout en thérapeutique qu'il convient de ne pas s'emballer, et de n'accepter, qu'après un contrôle approfondi, les innombrables panacées qui ne cessent de pousser dans le champ pharmaceutique.

Je pense volontiers avec Taine que tout remède doit être un prétexte à espérer et je condamne avec Montaigne les médications qui importunent plus que les maladies.

Si je recommande de ne pas être trop enthousiaste pour les innovations, je ne saurais approuver non plus les dynamiteurs, les iconoclastes, qui voudraient faire table rase de tout le passé et proclament l'effondrement complet et définitif des agents chimiques. On ne peut suivre M. Hayem, dans ses déconcertantes déclarations, lorsqu'il nous affirme que la proportion des cas d'empoisonnement par les médicaments, dans la clientèle des villes, est (toutes maladies chroniques prises en bloc) de 80 °/₀ et de 95 °/₀, chez les dyspeptiques, l'empoisonnement par les alcalins.

On ne peut qu'être indigné ou découragé par tant de parti-pris.

*
* *

Non licet omnibus adire Corinthum. On peut traduire ainsi, pour ce qui nous concerne : Il n'est pas possible qu'il y ait davantage de médecins, à moins d'en rendre le service obligatoire comme pour l'armée, et, parmi ceux qui ont l'honneur de l'être, la réussite n'est le lot que d'une infime minorité ; le premier venu ne saurait arriver incontinent à la fortune et à la célébrité. Il faudrait être vraiment tardigrade et penché sénilement sur sa tige, pour ne pas le comprendre. Car enfin, de même qu'il y a dans les régiments de simples pioupious et des gradés, depuis le caporal jusqu'au général en chef, de même il existe une certaine hiérarchie dans notre armée scientifique et c'est bien à tort que les nouveaux venus se flatteraient de conquérir l'épaulette d'emblée et de dépasser du premier coup ceux qui sont péniblement arrivés, par rang d'ancienneté.

C'est vraiment présomptueux de ne vouloir tenir aucun compte des droits acquis et de croire que notre profession ne comporte pas un stage, comme les autres.

D'autre part, une recrue qui manquerait d'égards non seulement envers ses chefs, mais simplement envers ses égaux de la classe précédente, paierait cher son outrecuidance. — S'il n'y a pas de châtiment, du moins immédiat, pour pareille incorrection, lorsqu'il s'agit des recrues de la médecine, ce serait une raison de plus pour les nouveaux venus de montrer de la déférence envers les vétérans, dont la supériorité morale est souvent indiscutable.

*
* *

Age quod agis. — Évidemment, chacun de nous devrait être tout entier à son affaire, prendre vraiment à cœur son rôle et ses responsabilités; mais je crains bien que de nombreux sujets de distractions, politique, affaires, entreprises, soucis domestiques, galanterie et même goinfrerie, ne poussent quelques-uns d'entre nous à manquer parfois de zèle, à expédier visites et consultations avec une hâte exagérée. Pour être médecin, on n'en est pas moins homme, et je conçois qu'il est plus agréable de se trouver en face d'un joli minois ou d'une table bien servie, qu'en tête-à-tête avec les déjections d'un malade, ou le facies amaigri d'un moribond.

Bah! un peu de patience, vous vous dédommagerez ensuite avec plus d'entrain, après avoir fait libéralement votre devoir, tout votre devoir.

Chacun de nous a, dans sa vie, son sillon à creuser; ce sillon peut n'être pas profond, mais il faut qu'il soit droit (P. Aubert. *Les Pensées d'un médecin*).

*
* *

Cave ne cadas. — Nous devrions avoir encore plus peur que nos clients des faux-pas et des chutes, qui feraient de nous un objet de risée, ou nous enlèveraient l'estime de nos concitoyens, précisément parce que nous sommes placés plus haut, ou que notre culture intellectuelle est plus relevée, plus encyclopédique.

Dans une petite commune, et même dans plus d'un canton, le médecin est le personnage en vedette; c'est le curé laïque et tous les yeux sont fixés sur lui. Il a beau être moins riche que la plupart des propriétaires et fermiers du voisinage, ceux-ci savent très bien qu'il leur est généralement supérieur. C'est tellement vrai que, malgré la morgue que donne l'argent (le veau d'or est encore debout), on le recherche comme gendre et que tel gros bonnet, très fier de ses écus, de ses hectares de terres, de prés ou de vignes, est encore plus honoré de le voir entrer dans sa famille.

Or, comme noblesse oblige, nous n'avons plus, mes chers amis, qu'à rester droits comme des chênes, au physique et au moral, et à éviter les sentiers trop étroits, les chemins fangeux et caillouteux, où on est exposé à barboter, à se salir et à se casser la g... margoulette.

*
* *

Multa in paucis. — Il ne s'agit pas seulement de dire beaucoup de choses en peu de mots, d'être substantiel et concis en même temps; mais encore, au point de vue professionnel, de faire beaucoup en quelques heures, de ne pas muser, de ne pas s'attarder à des hésitations toujours préjudiciables, lorsque l'action s'impose. — Donner peu de remèdes, n'user que de ceux qui ont une efficacité consacrée, en temps opportun; savoir se contenter des ressources qu'on a sous la main lorsqu'on habite loin de la ville, qu'on est appelé chez des paysans, en cas d'accident ou d'urgence, être ingénieux et tirer profit des ustensiles dont on dispose, sans trop se laisser impressionner par les mésaventures du pauvre docteur Laporte ; restreindre ses prescriptions au strict nécessaire, sans rien de compliqué pour des esprits frustes et trop disposés à mal comprendre et à exécuter au rebours : voilà quelques-unes des règles à suivre avec profit.

Omne tulit punctum qui miscuit utile dulci. — Un trop grand nombre parmi nous ne savent pas mêler à dose convenable l'utile et l'agréable, s'instruire en s'amusant (ne jouez pas sur le mot), se mettre au cran de repos après une période de surmenage, s'offrir un congé après des mois et des années de labeur incessant, de trépidation perpétuelle, cultiver leur jardin, selon le conseil de Voltaire, après avoir fatigué leur cerveau, faire, en un mot, la part des saines distractions, des plaisirs délicats, de la sérénité intime, après avoir payé tribut à l'humanité.

Heureux qui peut se reconnaître et se reprendre, ne serait-ce qu'au moment du repas, ou dans le calme doré du soir, à l'heure exquise du recueillement, à la fin d'une journée bien remplie.

Les animaux eux-mêmes ne sauraient résister à l'effort sans trêve, — à plus forte raison doit-il en être ainsi pour leur chef de file, à l'organisme si fragile et si compliqué. Surtout après un passé tumultueux, ménagez-vous, ou gare les avaries et l'usure prématurée, cette usure rapide qui guette l'homme trop fébrilement laborieux. — Me plaçant à un autre point de vue, j'ajouterai qu'un plat ordinaire, mais bien présenté, égayé de cornichons et de verdure, ou assaisonné de quelques plaisanteries au sel gaulois, sera plus facilement toléré par un estomac ombrageux qu'un menu de meilleur aloi, mais mastiqué dans la tristesse et dégluti avec mélancolie.

Une femme d'esprit avait trouvé mieux que çà ; les jours d'affluence ou de disette, on remplaçait les mets absents par un bon mot ou une anecdote. La recette était souveraine pour empêcher les convives d'avoir des indigestions. Ils n'étaient pas exposés à répéter ensuite le mot d'un gourmand, qui supportait mal son dîner : Je meurs et je ne rends pas.

Sursum corda! — Cette note allègre devrait tinter fréquemment à vos oreilles, comme un encouragement, à l'instar d'un joyeux alleluia ou d'un carillon de fête. Oubliez vos déboires et vos fatigues, l'ingratitude de la clientèle, pour vous réfugier dans un rêve de grâce, dans un idéal d'une sublimité enivrante, avec la recherche passionnée de toutes les formes de la beauté esthétique et morale. En haut les cœurs, loin de la boue qui pourrait vous éclabousser. Du passé, n'évoquez que celui qui fut sans amertume, pour en projeter le souvenir souriant sur la route qu'il vous reste à parcourir. La bonne humeur est dynamogène, facteur d'énergie ; elle empêche la volonté de devenir paresseuse, permet de voir clair en soi et autour de soi, et correspond à ce besoin de civilisation progressive qui est en nous. De même qu'un enfant procréé dans l'allégresse et le plénitude des forces a de grandes chances d'être bien doué et de prospérer, de même un projet conçu avec sérénité et confiance a plus de chances de s'imposer et d'aboutir que celui qui est tristement élaboré dans la méfiance et l'appréhension.

Præteriti fides, spes futuri. — Ayons souvent les yeux tournés vers le passé ; il serait maladroit d'en dédaigner les avertissements et l'expérience, sans pour cela piétiner sur place et tomber dans la routine.

Aimons les anciens, ceux qui eurent le geste auguste du semeur et dont la haute droiture peut encore nous servir de

Musica me juvat et delectat. — La musique, c'est le dérivatif, la détente, la suprême joie de bien des médecins; elle leur procure les plus délicates sensations, leur ouvre sur l'infini des portes larges et dorées. La bouche détendue, les lèvres doucement entr'ouvertes, ils semblent aspirer une volupté qui vole, dès que le flot sonore des instruments les touche. Ils se sentent emportés dans une sorte d'ivresse, qui leur fait vite oublier les soucis habituels de la profession. Un certain nombre, et non des moindres, sont mélomanes, compositeurs et exécutants, et trouvent fréquemment à satisfaire leur goût, à Paris surtout, où une chanson de fête et de folie résonne constamment.

Les provinciaux qui aiment autant la clé de sol que la clé des champs ont d'autres concerts, moins savants sans doute, pour les distraire ; il y a des murmures harmonieux, des symphonies infiniment douces, qui se font entendre dans la vallée et sur les monts, dans le vent qui passe et la fontaine qui susurre, pour l'oreille qui sait les percevoir. L'essentiel, en cette affaire, est d'aimer, comme Daudet, toutes les musiques, tous les instrumentistes, les sérénades et les rêveries des chanteurs nocturnes, l'aubade délirante de joie de l'hirondelle, la claironnée vaniteuse ou indiscrète du poulailler, le fifre ironique du merle siffleur, la berceuse du canari prisonnier, les notes graves des ruminants, le lamento de la bise dans les tuyaux d'orgue des cheminées, les chansons populaires, les refrains des nourrices, la frêle mélodie du caquetage féminin et des rires de l'enfance, la mélopée traînante des moissonneurs, l'orgue ambulant, le tambourin et les sonneries des cloches.

Il y a de la joie pour tous dans l'air, surtout à certains jours : musique qui danse et musique qui rêve, musique d'hyménée et de baptême, toutes nous parlent et nous apportent des sensations qui nous feraient croire volontiers à ce qu'on nous a raconté de l'influence d'Orphée sur nos frères mineurs, les quadrupèdes. J'aurais pu parler encore de la chanson du cœur, la plus jolie de toutes, qui commence au berceau et ne finit qu'à la tombe.

Il serait malséant de sourire en voyant un des nôtres défiler à la tête d'une fanfare, d'une Société musicale, dont il est le président, car, en la fondant, il a créé un peu de grâce, un peu de beauté, semé de la gaieté autour de ses concitoyens et surtout arraché au cabaret, au jeu, aux ivresses les plus malsaines, un groupe d'hommes, qui, de la sorte, s'élèveront peu à peu au-dessus de la bassesse ambiante ou de ce qu'il y a de terre à terre, de monotone et de prosaïque, dans leurs occupations quotidiennes.

Labor improbus omnia vincit. — Le voilà le grand remède, la panacée souveraine; dès le collège, on n'a cessé de célébrer devant nous les séductions de l'étude, la joie profonde qu'il y a à meubler son esprit, à l'orienter dans toutes les directions, et, après s'être assimilé les pensées d'autrui, à créer à son tour, à jeter la bonne semence de vérité et de savoir dans d'autres cerveaux, à dissiper la nuit et à projeter de la lumière autour de soi.

Il n'y a pas de félicité qui vaille celle d'une tâche menée à bonne fin ; tous les soucis s'évanouissent sous la lampe du travailleur, aux heures nocturnes d'isolement, où les idées affluent sous la plume et se répandent joyeusement sur le papier.

A l'œuvre ! dirai-je aux nonchalants ; assignez-vous un but, consacrez chaque jour un peu de temps à une recherche, à un dada quelconque, et vous serez étonné, à la longue, de la quantité de matériaux accumulés, presque sans peine. Avec de la ténacité et de la suite dans les idées, on triomphe de tous les obstacles, et la récompense est au bout de votre effort.

On n'a pas le droit de s'ennuyer, lorsqu'il reste tant à apprendre : « Comment, suis-je tenté de répéter après sir John Lubbock (*Le prix du temps*), vous êtes triste, quand la terre, l'air et l'eau sont des mystères pour vous, et quand, en allongeant la main, vous ne touchez rien dont vous ayez approfondi les propriétés, quand sans cesse la nature vous invite à causer sérieusement avec elle, à la comprendre, à la subjuguer et à recevoir ses bienfaits ? Va donc, ô homme, apprends quelque chose, fais quelque chose, comprends quelque chose et ne me parle plus de ta tristesse. »

Ridendo dicere verum quid vetat ? — Il y a des gens qui savent tout dire, sans jamais froisser, ni blesser : Imitons-les. Ayons constamment le sourire sur les lèvres, en face de nos clients comme dans nos relations habituelles et ne me lisez pas avec une moue dédaigneuse, si je n'ai pas su vous présenter ces recommandations avec assez de belle humeur, ce qui prouve que l'intention d'être utile et aimable ne suffit pas toujours. Il est prudent d'imiter les pharmaciens, qui enrobent de façon si agréable les médicaments les plus amers, lorsqu'on a des vérités difficiles à faire avaler, à servir à son prochain. Cette méthode est-elle suffisamment utilisée, dans nos rapports confraternels, dans nos discussions professionnelles, dans la presse médicale ? Je laisse ce point d'interrogation en suspension, pour généraliser l'idée de Cabanis, que les médecins qui réussissent le plus, qui guérissent le mieux, sont surtout ceux qui ont la main légère, qui sont habiles à manier, à tourner en quelque sorte à leur gré l'âme humaine.

Saluons la gaieté, dans toutes ses manifestations et quel que soit son masque; les méchants ne savent pas rire.

Acta et non verba. — C'est pour vous pousser à l'action et non par besoin de verbiage que j'ai écrit ces pages. Il est tout au plus permis d'être prolixe lorsqu'on s'efforce de servir la bonne cause et de lui conquérir des adeptes. En principe, il vaut toujours mieux agir que parler, et toute harangue gagne à être suivie d'une sanction. Je dirai plus : nous avons tout intérêt à nous taire, à nous cantonner dans une certaine réserve, à ne pas nous compromettre par des bavardages creux ou inutiles :

Ne parler jamais qu'à propos.
Est un rare et grand avantage.
Le silence est l'esprit des sots
Et l'une des vertus du sage.

Ne dirait-on pas que cela a été écrit pour nous? Même lorsqu'on nous interroge sur la santé de nos clients, ne nous hâtons pas de nous prononcer ; ne négligeons rien pour assurer leur guérison, pour faire preuve de zèle et de compétence, mais en restant dans le mystère. Il y a longtemps déjà qu'Euripide a écrit que c'est augmenter le mal que de révéler au patient le danger qu'il court, attendu que l'ignorance de ce danger est déjà un adoucissement. Cette prudence est à mettre en opposition avec l'assurance de certains débutants qui sont tout de suite sûrs de leur diagnostic et ne craignent pas les affirmations catégoriques. Il faut quelquefois déchanter, et le prestige des téméraires, auxquels une mauvaise langue a reproché de rendre les cimetières bossus, en est souvent amoindri. Ces réserves faites, je reconnais hautement qu'il est nécessaire de faire montre d'initiative et d'activité, de se dépenser sans trêve, mais non dans le vide ou en pure perte et avec une exubérance intolérable : Foin du pathos, des avalanches verbales, des déclamations ampoulées, des spéculations nuageuses, de toute cette prose conventionnelle, emphatique, avec laquelle on abuse tant d'esprits faibles, tant de demi-consciences, incapables de peser le pour et le contre, et bravo pour les biceps solides, agités par le besoin de créer, qui ne reculent pas devant les tâches les plus ardues, qui sont prêts pour l'offensive, prêts à s'armer d'un glaive ou d'un balai !

Je suis pour la réalisation des progrès entrevus, pour l'exaltation du sentiment de l'effort, pour l'expansion intensive de l'être, et n'appréhende rien tant, pour l'avenir de notre race et de notre corporation, que l'incapacité dans l'action, l'impuissance créatrice, cette maladie de la volonté qui porte en soi des germes de mort.

Agissons sur toute la ligne, allons de l'avant coude à coude, avec un accord absolu, avec émulation, avec entrain, surtout lorsque les plus importantes revendications de nos Sociétés de défense professionnelle sont en cause.

Un dernier mot : ne soyons pas vantards, au sujet de notre profession, ne laissons pas croire au public qu'elle est souverainement heureuse et largement rémunératrice ; c'est parce que pas mal des nôtres ne sont pas assez modestes, mènent un train exagéré, grossissent leurs avantages et cherchent à éblouir, par leur installation et leur attelage, que l'encombrement persiste et que tant de jeunes gens s'en laissent imposer par ces dehors menteurs.

*
* *

Sat prata biberunt. — Cette expression si poétique vient me rappeler à point qu'il ne faut abuser de rien, surtout des accès de franchise, et que les sermonneurs, les redresseurs de torts, même quand ils n'ont d'autre objectif que d'être un témoin qui avertit ou un confident qui console, arrivent très facilement à fatiguer leur auditoire. Sans compter qu'il se trouve non moins facilement des esprits caustiques, disposées à mettre en doute la vertu de Mentor, comme s'ils avaient fait des investigations intimes ou subodoré le tréfond de ses pensées et à se demander, avec des insinuations contemptrices et en termes très acidulés, s'il a bien l'autorité voulue pour prêcher la morale à autrui.

Nul n'est parfait, impeccable, hélas ! mais on a conseillé depuis longtemps, particulièrement en ce qui concerne les orateurs sacrés, de s'attacher moins à leurs mérites personnels qu'à l'élévation de leur enseignement, de fermer les yeux sur leur indignité (il vaudrait mieux sans nul doute qu'ils fussent accomplis), pour n'envisager que la beauté de la cause qu'ils défendent. En Amérique, le premier venu peut monter sur la borne du chemin et commenter la bible, et prêcher la charité, l'humilité, le dévouement, sans que personne songe à lui demander qui il est et d'où il vient, si c'est un lourdaud vertueux ou un farouche iconoclaste. On lui sait gré, au contraire, de semer le bon grain, même avec des gestes maladroits et un verbe infime. Il y a toujours quelque passant qui profite de cette parole, jetée sans prétention aux échos d'alentour : « Ce sont comme des émanations d'en haut, qui tombent goutte à goutte sur l'âme et la traversent, comme des souvenirs d'un autre monde. » (Renan, *Essais de morale.*)

Peut-être devrait-on se montrer non moins indulgent, au lieu de les critiquer et de les égratigner, en faveur de ceux qui, avec ou sans approbation, mais avec diligence et pénétration, ne songent qu'à relever notre profession, qu'à la rendre respectée et respectable en toute circonstance, et voudraient en donner une haute idée à tous les praticiens de France et de Navarre.

MACON, PROTAT FRÈRES, IMPRIMEURS.

www.ingramcontent.com/pod-product-compliance
Ingram Content Group UK Ltd.
Pitfield, Milton Keynes, MK11 3LW, UK
UKHW032029260826
14628UKWH00006B/2821

9 782329 484068